DE L'INTERVENTION

CHIRURGICALE

DANS

L'HYSTÉRIE

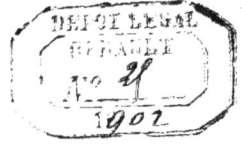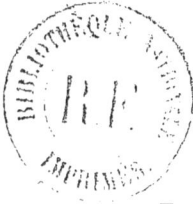

PAR

Jacques LELONG

DOCTEUR EN MÉDECINE

EX-INTERNE PROVISOIRE DES HOPITAUX D'ANGERS

LAURÉAT DE L'ÉCOLE DE MÉDECINE (PRIX DE 3ᵉ ANNÉE, 1899

MONTPELLIER

IMPRIMERIE Gustave FIRMIN, MONTANE et SICARDI

Rue Ferdinand-Fabre et quai du Verdanson

———

1902

DE L'INTERVENTION

CHIRURGICALE

DANS

L'HYSTÉRIE

PAR

Jacques LELONG

DOCTEUR EN MÉDECINE

EX-INTERNE PROVISOIRE DES HOPITAUX D'ANGERS
LAURÉAT DE L'ÉCOLE DE MÉDECINE (PRIX DE 3ᵉ ANNÉE, 1899)

MONTPELLIER
IMPRIMERIE Gustave FIRMIN, MONTANE et SICARDI
Rue Ferdinand-Fabre et quai du Verdanson
—
1902

A MES PARENTS

A MES SŒURS

A M. LE Docteur Joseph CODET

Faible témoignage de reconnaissance.

J. LELONG.

A MES MAITRES A L'ÉCOLE DE MÉDECINE
ET A L'HOTEL-DIEU D'ANGERS

M. Legludic, chevalier de la Légion d'honneur, direc-
teur de l'École de médecine; MM. Dezauneau,
Feillé, à la mémoire desquels nous adressons un
souvenir de reconnaissance; MM. Jagot, Mon-
profit, Boquel, professeurs de clinique; MM.
Thibault, Mareau, Brin, Martin, professeurs à
l'École de médecine.

Expression d'une sincère reconnaissance pour leurs
savantes leçons, leurs excellents conseils et leur
bienveillante sympathie.

A MES PROFESSEURS
A LA FACULTÉ DE MÉDECINE DE MONTPELLIER

Qu'il nous soit permis de remercier en particulier
M. le Professeur Tédenal pour son bienveillant
accueil et pour l'honneur qu'il nous a fait en
acceptant la présidence de notre thèse.

J. LELONG.

DE L'INTERVENTION

CHIRURGICALE

DANS

L'HYSTERIE

INTRODUCTION

L'hystérie peut présenter avec les affections chirurgicales des rapports très variables. Tantôt agissant comme cause, elle peut, en localisant ses effets dans une région, simuler une affection qui en réalité n'existe pas, telle que la coxalgie hystérique, ou bien déterminer, par la persistance de ses accidents, de véritables lésions, telles que les contractures, qui à un moment donné, et dans certaines conditions, pourront nécessiter l'intervention du chirurgien. Dans ces différents cas, l'hystérie étant la cause des accidents, sa marche n'est en rien améliorée par l'intervention chirurgicale. Elle peut même quelquefois être aggravée. On sait, en effet, que les bandages et appareils appliqués à la coxalgie, et qui constituent le traitement de choix lorsque cette affection est de nature tuberculeuse, ont au contraire pour effet d'augmenter l'intensité des symptômes lorsqu'elle est de nature hystérique. Ils prolongent la durée du mal en fixant davantage l'idée du malade et en déterminant chez lui une suggestion constante.

Tantôt, au contraire, l'hystérie, au lieu d'être cause, semble être effet : ses premières manifestations apparaissent à l'occasion d'une affection à laquelle elles sont intimement liées, et dont elles subissent l'influence incontestable. C'est à l'étude de ces derniers cas seuls que nous avons voulu consacrer notre travail. Nous avons essayé de rechercher quel devait être le rôle du chirurgien, en présence de manifestations hystériques paraissant nettement sous l'influence de lésions organiques qu'il peut supprimer. Il peut alors se présenter deux cas : ou bien les lésions peuvent par elles-mêmes, et en dehors de toute considération des troubles nerveux, imposer l'opération, ou bien le chirurgien a le choix entre l'opération et un traitement conservateur.

Dans le premier cas, la nécessité de l'intervention ne saurait être discutée, puisqu'on opère pour la lésion, par exemple lorsque l'examen permet d'affirmer l'existence d'une annexite suppurée ou d'une annexite avec adhérences très étendues, qui par elles-mêmes sont toujours causes de douleurs.

Dans le second cas, la décision à prendre est plus difficile, car elle est basée surtout sur la présence des troubles névrosiques ; mais s'il est bien avéré que la lésion grave par elle-même, douloureuse chez toutes les malades, paraît avoir provoqué le début des phénomènes névrosiques et en commander les diverses manifestations actuelles, le problème de l'intervention se pose. Peut-être alors les accidents nerveux peuvent-ils constituer un argument secondaire d'intervention.

Toutefois, les auteurs sont.loin d'être d'accord sur ce point ; les uns, faisant dépendre cès accidents de l'hystérie concomitante, et n'attribuant dans leur production qu'un rôle tout à fait secondaire aux lésions locales, prétendent que le chirurgien n'a jamais à intervenir dans ces cas, car il ne saurait avoir aucune action contre la névrose et par suite contre ses manifestations. Les autres, au contraire, attribuant aux lésions le rôle prépondérant dans la production des accidents, pensent que le chirurgien pourra dans certains cas, en s'attaquant à elles, jouer un rôle utile, comme le prouvent un assez grand nombre de faits.

Dans quels cas donc les manifestations nerveuses nécessiteront-elles l'intervention chirurgicale, tel est l'objet de notre étude.

Nous envisagerons principalement les opérations qui ont porté sur l'appareil utéro-ovarien, et particulièrement la castration.

Nous examinerons successivement les raisons qui ont déterminé les chirurgiens à opérer, les résultats qu'ils ont obtenus, les objections qu'on a opposées à cette méthode thérapeutique, ses indications et contre-indications et, enfin, les conditions dans lesquelles elle pourra être pratiquée.

Dans un dernier et court chapitre, nous essayerons de montrer qu'il peut exister ; en dehors de l'appareil utéro-ovarien, d'autres organes dont les lésions peuvent provoquer de véritables agents provocateurs de l'hystérie, et, devenir, dans certains cas, justiciables de l'intervention chirurgicale.

RAPPORTS DE L'HYSTÉRIE ET DE L'APPAREIL
UTÉRO-OVARIEN

Les opérations pratiquées sur l'appareil génital de la femme comme moyen thérapeutique de troubles hystériques, sont basées sur les rapports qui existent entre cette névrose et les fonctions ou les lésions de cet appareil. Ces rapports, il est vrai, ont été niés par quelques auteurs, et, en particulier, par Holtz de Riga. Cependant, ils sont admis à peu près par tout le monde, et ils ne sauraient, en effet, être mis en doute. Il existe entre l'ovaire, en particulier, et certains accidents hystériques, une corrélation positive, bien mise en évidence par les recherches de Charcot, les constatations de Baraduc (Société de Biologie, 1882), la détermination incontestable ainsi que l'arrêt des crises d'hystérie par la pression sur la région ovarienne et les phénomènes d'aura partant de l'hypogastre.

Il est vrai qu'on a prétendu que la douleur de la fosse iliaque et les phénomènes résultant de la pression en ce point, pouvaient ne pas provenir de l'ovaire, mais être dus simplement à quelque névralgie ou à une hyperesthésie de la paroi abdominale. Pitres, en effet, a montré que chez quelques malades, la friction ou le pincement de la peau au niveau de la région ovarienne, produisait le même résultat que la pression profonde sur l'ovaire. D'autre part, on sait que les hystériques mâles présen-

tent souvent une zone hystérogène correspondant exactement comme situation topographique à la zone ovarienne
de la femme, et que Charcot a désignée sous le nom de
« point pseudo-ovarien des hystériques mâles ».

On pourrait peut-être conclure de ces faits que la douleur spontanée ou provoquée, localisée à la région de la
fosse iliaque chez la femme, n'est pas due à l'ovaire,
puisque chez quelques-uns l'hyperesthésie siège dans la
peau, et que chez l'homme l'ovaire n'existe pas à la place
où se manifeste la douleur. Mais il n'en est rien, et Charcot a démontré, pour ainsi dire pièces en main, que la
douleur de la fosse iliaque chez la femme était bien réellement due à l'hyperesthésie ovarienne. « Une des grandes
hystériques de la Salpêtrière, chez qui l'ovaire existait
antérieurement, devint enceinte. Or, à partir du début
de la grossesse, on put voir la zone hystérogène remonter
dans le ventre et changer de place, à mesure que l'ovaire,
entraîné lui-même en haut par le développement graduel
de l'utérus, remontait également. On put suivre ainsi le
déplacement et l'ascension graduelle de la zone ovarienne,
parallèlement au déplacement et à l'ascension de l'ovaire.
Après l'évacuation du fœtus, l'ovaire reprit sa place et la
zone hyperesthésique aussi. »

L'ovaire doit donc être mis réellement en cause dans
l'ovarie, c'est certain.

Une autre preuve des rapports de l'hystérie et de
l'ovaire est la corrélation qui existe entre la névrose et
les fonctions ovariennes. On sait, en effet, combien est
fréquente l'apparition de l'hystérie au moment de l'établissement de la menstruation; on connaît l'influence qu'exer-
cent les troubles de celle-ci sur le développement des
accidents hystériques.

L'action de la ménopause est également évidente, amenant chez les unes la cessation des crises, chez les autres, au contraire, leur apparition.

« L'importance étiologique de la menstruation et de ses dérangements, dit Bernutz, est tellement évidente que les observateurs qui, depuis Charles Lepois, ont le plus combattu la théorie galéno-hippocratique, à laquelle ce fait a servi de fondement, ont, comme ceux qui ont accepté cette théorie, insisté sur ce point. Ils ont fait ressortir la fréquence non seulement des attaques hystériques à l'époque menstruelle, qui est, on peut le dire, le moment d'élection, mais celle des cas dans lesquels la névrose succède si directement à une suppression brusque des règles, qu'on est obligé de reconnaître qu'il existe dans ces faits une relation de cause à effet ; enfin, la fréquence des cas dans lesquels on observe une coïncidence si marquée entre les troubles menstruels et le développement de l'hystérie, qu'on ne peut se refuser à admettre une intime corrélation entre les deux phénomènes pathologiques... Les circonstances très diverses dans lesquelles nous venons de voir l'hystérie succéder à des troubles variés de la menstruation, et dans lesquelles ces troubles ont été considérés comme la cause tantôt prédisposante, tantôt déterminante de la névrose, par les observateurs qui étaient les plus intéressés, par l'opinion qu'ils défendaient, à dénier cette action, conduisent à attribuer une influence procréatrice très considérable à la menstruation et surtout à ses perturbations. »

A côté des troubles qui sont sous la dépendance de l'état physiologique de l'appareil génital, on doit placer ceux qui relèvent des maladies de cet appareil. « On a souvent remarqué, en effet, dit M. Grasset, une coïncidence évidente des maladies de la sphère génitale et du développement de la névrose ; on a noté chez des hystériques des lésions de l'utérus, du col et des ovaires dont on ne pouvait nier le rôle important dans la production des attaques, puisque bien des fois, en traitant et en guérissant l'altération génitale, on a fait disparaître les accidents névrosiques. Les malformations de l'utérus, les métrites, les fibromes, les affections kystiques de l'ovaire sont de vrais agents provocateurs de l'hystérie.» Quant au mécanisme suivant lequel ils agissent, il est diversement interprété suivant les auteurs. Pour Guinon, l'affection génitale agit ici comme toute affection chronique, comme le diabète, le paludisme, la syphilis, par dénutrition générale, et, de plus, son rôle d'agent provocateur de la névrose est encore augmenté par ce fait qu'il s'agit d'une maladie des organes génitaux, avec lesquelles celle-ci affecte des rapports sinon aussi étroits que le prétendaient les anciens, qui ont créé le terme d'hystérie, du moins très réels et très particuliers.

Pour d'autres, il s'agirait de troubles nerveux réflexes, et selon Holst, dans les cas d'hystérie provoquée par une affection génitale, c'est à la faveur de ces troubles réflexes, dus primitivement à l'irritation locale de certains départements nerveux de la sphère génitale, que l'hystérie se constituerait. Tel nous semble, en effet, son mode de production, étant donné que les accidents surviennent le plus souvent non pas à la suite d'une affection grave et anémiante de l'utérus ou de ses annexes, mais bien plutôt à l'occasion d'une lésion souvent bénigne, mais douloureuse.

Enfin, à l'appareil génital de la femme, on doit rattacher une cause occasionnelle de l'hystérie résidant dans une modification de ces organes, la grossesse, qui est également regardée par un bon nombre de médecins comme un puissant modificateur de l'hystérie déjà existante. C'est en se fondant sur ce fait que Bernutz, par exemple, permet souvent et conseille quelquefois le mariage à des femmes hystériques. Mais si la grossesse amène dans certains cas une sédation notable des manifestations de la névrose, elle peut aussi quelquefois devenir un agent provocateur de l'hystérie.

Il existe donc, entre celle-ci et l'appareil génital de la femme, des rapports certains de cause à effet, bien mis en évidence par les modifications physiologiques ou pathologiques de cet appareil.

HYSTÉRIE ET CASTRATION

Les accidents hystériques pouvant être provoqués soit par les fonctions de l'ovaire, soit par ses lésions ou celles de l'utérus, il semble naturel que la suppression de ces organes entraîne la disparition des accidents qui leur sont liés. Telle fut l'idée qui détermina Hégar et Batley à pratiquer pour la première fois la castration dans des cas de dysménorrhée nerveuse. La castration agit suivant deux modes distincts : elle supprime les accidents directement liés à la menstruation sans lésions apparentes de l'utérus ou des annexes, en amenant la cessation de l'ovulation et en pratiquant l'établissement de la ménopause. Quant à ceux qui dépendent d'une lésion utérine ou annexielle, elle agit sur eux en supprimant des organes malades et nuisibles, dont la présence seule suffit à provoquer ces accidents. Tels doivent être, du moins théoriquement, les résultats de cette opération, tels ils peuvent être en réalité, comme le prouvent un assez grand nombre de faits rapportés par les chirurgiens qui ont pratiqué dans ces cas la castration.

Les premières interventions qui aient été pratiquées dans ce but le furent par Hégar de Fribourg, qui, en juillet 1872, pratiqua l'ablation des deux ovaires chez une femme de 27 ans, dans le but bien arrêté de suspendre la fonction ovarienne, et en même temps des crises doulou-

reuses qui survenaient à chaque période menstruelle dans
a région ovarienne. Le mois suivant, le Dr Battey prati-
quait à Rome la même opération dans les mêmes conditions sur une femme de 30 ans, ovaralgique menstruelle,
à qui les deux ovaires furent enlevés par la voie abdominale. L'opérée d'Hégar mourut dans les premiers jours de
péritonite septique ; celle de Battey se rétablit rapidement
et guérit des troubles qui avaient nécessité l'intervention.

Ce succès détermina bientôt de nouveaux opérateurs, et
l'exemple de Battey ne tarda pas à être suivi en Amérique.
Gilmore (de Mobile), en décembre 1872, pratiqua une castration double pour des crises hystéro-épileptiformes, et
sa malade guérit. Peu à peu, les opérateurs américains
se succédèrent dans cette voie, et pratiquèrent les opérations dans les ovaralgies tenaces à recrudescence menstruelle, accompagnées à cette époque de phénomènes
généraux nerveux plus ou moins accusés.

En Allemagne, à part l'opération de début d'Hégar,
l'ovariotomie ne pénétra dans les usages chirurgicaux qu'en
1876 et fut pratiquée dans certains états hystériformes en
dépendance manifeste avec le fonctionnement ovarien.

En Italie, Franzolini, en août 1880, fit une castration suivie de succès dans un cas d'hystéro-épilepsie avec phénomènes mentaux et obtint une amélioration. Peruzzi fit
deux opérations avec succès dans deux cas d'hystéro-
épilepsie.

En France, ce fut le docteur Péan qui, en 1882 et en
1883, pratiqua les deux premières oophorectomies pour
troubles nerveux. Lucas-Championnière, Terrier, Terril-
lon, Pozzi et d'autres suivirent bientôt son exemple, et
aujourd'hui nombreux sont les chirurgiens qui intervien-
nent dans les cas d'accidents hystériques liés à des organes
génitaux en opposant à ces lésions un traitement approprié.

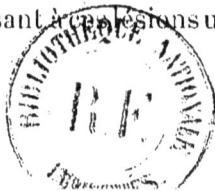

2

Si ce traitement n'a pas toujours été suivi de la disparition des accidents, il n'en est pas moins vrai que les guérisons qu'on doit lui attribuer sont assez nombreuses, comme le prouve le grand nombre de faits publiés sur ce sujet par les chirurgiens de tous les pays. Les thèses de Tissier, Magnin, Castagné contiennent de nombreuses observations ; nous en rapportons nous-même quelques-unes qui ont été publiées depuis.

Observation Première

Grande hystérie. — Douleurs ovariennes continuelles. — Castration par M. le
professeur Tédenat. — Retour des attaques dix mois après l'opération. —
Persistance des signes hystériques. (Thèse de Castagné).

Le 14 mars 1890, entre à l'hôpital Saint-Éloi Suburbain, dans le
service de M. le professeur Grasset, la nommée M. C.., âgée de
23 ans, non mariée. Elle se plaint de douleurs violentes dans la
fosse iliaque droite et a de fréquentes crises nerveuses.

Antécédents héréditaires. — Mère très nerveuse, sujette à des
hématémèses à la moindre émotion ; douleurs iliaques s'exaspérant
au moment des règles. Morte il y a dix ans de phtisie pulmonaire.

Père alcoolique, se livrant à des actes de violence pendant
l'ivresse, se mettant sans motif en colère. Mort en janvier 1891, dans
un asile d'aliénés.

Antécédents personnels. — Dans l'enfance, variole très légère.
Début de la maladie actuelle à l'âge de 11 ans.

De 2 jusqu'à 18 ans, la malade est élevée dans un orphelinat, où,
parmi les pensionnaires, se trouvaient quelques jeunes filles atteintes
de « haut mal » (hystérie ou épilepsie), et c'est en assistant à ces
crises, consécutivement à une frayeur qu'elle aurait éprouvée, il y
a 12 ans, que M. C... aurait contracté la maladie qui la fait entrer
dans nos salles. Enfin, vers l'âge de 18 ans, elle a reçu dans le ventre
un violent coup de pied de son père.

En même temps que se fait l'instauration menstruelle, apparaît
la maladie. A 11 ans, M. C... est prise subitement et sans cause
apparente d'hémorragies nasale et buccale qui durent quinze jours
environ ; le sang, au dire de la malade, sortait à flots par la bouche
et les narines. Un mois après, se montrait le premier écoulement
menstruel, d'abord très peu abondant et durant deux ou trois jours
à peine ; tout se bornait à quelques gouttes de sang sortant de loin

en loin pendant ce temps. Toutefois, cet écoulement arrivait périodiquement à l'époque attendue.

Alors se manifestent des douleurs dans la fosse iliaque droite, et depuis, ces douleurs, continuelles, sont toujours devenues plus intenses au moment des règles ; cette exacerbation s'accompagne d'un notable gonflement abdominal, de sueurs abondantes, et pour compléter le tableau, de crises de grande hystérie.

Le docteur Malphettes (d'Albi) a vu la malade à plusieurs reprises, et, mettant tout cet ensemble symptomatique sur le compte d'une lésion utérine (pertes blanches), a conseillé le curettage. Il va sans dire que toutes sortes de moyens avaient été mis en usage contre la névrose d'une part, et la lésion génitale de l'autre. Mais, des circonstances particulières ayant empêché l'opération, qui avait été acceptée par la malade, le docteur Malphettes envoya M. C... à Montpellier, dans le service de M. Grasset.

État de la malade à son entrée à l'hôpital Saint-Éloi : Fille de 23 ans, bien portante, regard vague, d'intelligence peu brillante. M. C... tousse souvent ; rien à la percussion ou à l'auscultation ne donne l'explication de cette toux sèche et monotone. Anorexie, vomissements alimentaires et aqueux, dépravation de l'appétit ; d'après la malade, l'idée seule de manger amène une crise. Céphalalgie continuelle.

Anurie. Sensibilité diminuée à gauche, complètement abolie à droite, dans toute la moitié du corps correspondant au siège de la douleur iliaque.

Ouïe diminuée à droite Rien du côté de l'odorat et du goût.

Anesthésie complète des muqueuses du pharynx, de l'épiglotte et de l'orifice supérieur du larynx.

Anesthésie conjonctivale à droite ; le contact d'une tête d'épingle sur la conjonctive scléroticale n'est pas perçu.

Rétrécissement concentrique du champ visuel, marqué surtout à droite. Amblyopie, achromatopsie à droite.

Zones hystérogènes. Une zone très nette au niveau de la région ovarienne droite, une zone au niveau de la nuque, une troisième au niveau de la région rénale droite, une dernière dans le mollet et le bas de la cuisse droite. La zone qui a son siège à la nuque provoque, quand on la presse, la sensation de boule montant à la gorge ; la pression des autres répond à l'ovaire droit. Quelle que soit la zone que l'on presse, le visage de la malade exprime une très grande douleur.

L'attaque convulsive est maîtrisée par la seule compression ovarienne.

La crise offre les caractères classiques de la grande crise hystérique. A la fin de la crise, pas de délire, pas d'hallucinations, pas de sécrétions.

Du 14 au 20 mars, la malade a eu huit crises. Le 22, elle demande qu'on la délivre par n'importe quelle opération, et sur ses instances, elle est envoyée dans le service de M. le professeur Tédenat.

On note alors du côté de l'abdomen et des organes génitaux, les phénomènes suivants :

L'abdomen présente un léger degré de ballonnement sensiblement plus marqué au niveau de la fosse iliaque droite : en ce point la malade accuse plus particulièrement des douleurs parfois spontanées mais surtout provoquées par la marche et la station debout. A la percussion, on constate du tympanisme dû manifestement à la distension par les gaz de la première portion du côlon. Le palper réveille également des douleurs dans presque toute la région sous-ombilicale, plus vives cependant dans les fosses iliaques, et permet de sentir quelques vagues points saillants de chaque côté de l'utérus.

Par le toucher vaginal, on trouve le cul-de-sac droit abaissé, et plus considérable que le cul-de-sac gauche, ce qui tient à la situation de l'utérus, dont le col est porté à gauche et en avant, tandis que le corps est porté à droite et en arrière. L'utérus, peu mobile, est maintenu dans cette situation par des adhérences assez lâches. L'orifice du col est petit et arrondi. Dans le cul-de-sac postérieur, on perçoit vaguement un petit corps arrondi qui paraît être un ovaire prolabé (le gauche). L'exploration des culs-de-sac est douloureuse. Pertes blanches assez abondantes. La dernière menstruation a eu lieu dans les premiers jours du mois.

Le 26 mars, l'ablation des trompes et des ovaires est pratiquée. Purgatif la veille, précautions antiseptiques habituelles. L'opération, qui a duré trente minutes, n'a présenté aucun incident : à noter seulement l'existence de nombreuses adhérences péritonéales, qui rendirent difficile l'accès sur les annexes et ont prolongé l'opération.

Les parties enlevées sont représentées par l'ovaire de chaque côté et les trompes ; celles-ci sont flexueuses, légèrement augmentées de volume et épaissies. Les ovaires paraissent extérieurement sains, sauf une augmentation de volume marquée pour l'ovaire gauche. A la surface des deux ovaires, on remarque de nombreuses vésicules de de Graaf dont quelques-unes sont arrivées à pleine maturité.

La malade, après avoir présenté pendant quelque temps des douleurs abdominales, dues sans doute aux adhérences qui avaient été constatées pendant l'opération, se remit complètement et sortit du service de chirurgie deux mois et demi après l'intervention, pendant lesquels elle n'eut pas la moindre attaque d'hystérie.

Mais tous les stigmates et tous les signes de la névrose, hémianesthésie, troubles visuels, troubles de la sensibilité, qui furent notés avant l'opération, ont persisté. La malade est restée hystérique.

Pas de changement dans l'habitus extérieur, rien au cœur, rien aux poumons dix mois après l'opération, époque à laquelle elle est observée de nouveau dans le service de M. le professeur Grasset.

En somme : plus de crises jusqu'au 1ᵉʳ janvier, douleurs abdominales encore très vives et à peu près constantes, suppression des règles, persistance de l'hystérie.

Le 8 janvier, pour un motif futile, une crise de grande hystérie durant une heure environ ; deux jours après, nouvelle crise aussi longue que la première.

On hypnotise alors la malade, et l'on réussit notamment à faire disparaître son hémianesthésie droite. Ces pratiques d'hypnotisme n'ont pu être continuées, la malade ayant quitté définitivement l'hôpital vers la fin du mois de janvier.

Castagné s'appuie sur le retour de ces accidents pour montrer qu'ils relèvent uniquement de l'hystérie et ne sont pas dus aux lésions ovariennes, qui ont été supprimées par l'opération. Nous croyons, au contraire, qu'ils sont bien sous la dépendance de ces lésions, car la malade fut observée pendant longtemps après sa sortie de l'hôpital par M. le professeur Tédenat, et elle n'a jamais eu de crises nerveuses. Elle se rétablit parfaitement et put se livrer de nouveau à ses occupations qu'elle avait dû complètement abandonner avant l'opération.

Observation II

Hémiplégie hystérique guérie par la castration (Extr. du The Western Lancet de San-Francisco, janvier 1884, n° 1), par C. von Hoffmann.

Menstruation à 11 ans 1|2. Règles très abondantes depuis le début, dans la suite beaucoup plus faibles. Les douleurs ont toujours été vives à l'époque menstruelle et se sont accrues à partir de 15 ans ; il s'y ajoute des pertes de connaissance subites. Enfin, à 18 ans, une véritable hystérie se manifesta. C'est alors que la malade vint se faire soigner pour une dysménorrhée ; mais on ne put lui procurer aucune amélioration. A l'âge de 19 ans, il survint des accidents nouveaux : une paralysie du bras et de la jambe gauches. Pendant 5 à 6 années, on essaya tous les traitements sans aucun succès. La malade restait dans son lit, incapable de se lever, toujours souffrante du ventre, principalement du côté gauche. La région ovarienne des deux côtés était très sensible, l'utérus gros et rétroversé, les ovaires ne pouvaient être sentis par le toucher vaginal, à cause de la vive souffrance que la pression déterminait.

Sur les membres paralysés, la sensibilité était très atténuée. Tous les troubles augmentaient au retour périodique des règles.

C'est alors que je proposai l'opération, qui fut exécutée le 28 octobre 1883, 8 jours après les règles. Incision médiane. Ablation des deux ovaires.

Pas de complication. A la prochaine époque menstruelle, il y eut quelque apparence de molimen, mais sans grande douleur et sans écoulement de sang.

Le 9 novembre, la malade était hors de tout danger.

De plus en plus, la paralysie du bras diminua, la jambe restant toujours un peu faible.

Le 9 décembre, la malade sortit et le 18 le docteur E... écrivait que la guérison était complète et que tous les mouvements des bras étaient faciles et la marche aisée sans canne ni béquilles.

Les deux ovaires étaient augmentés de volume et contenaient de petits kystes ; les trompes étaient normales.

Observation III

Extirpation des deux ovaires dans un cas d'hystéro-épilepsie. Guérison.
Par Velponer (dans thèse Tissier).

Dame X..., 36 ans, ne vit apparaître qu'à 17 ans les premières manifestations de la puberté, sans qu'il y eût effusion de sang. A 20 ans, les névralgies vagues se compliquèrent d'attaques épileptiformes, qui prirent un caractère typique, parurent toutes les quatre semaines, reproduisant le cycle menstruel. Cet état dura 15 ans, pendant lesquels la malade fut examinée par un très grand nombre de médecins. Toute la multitude infinie des médicaments nerveux, anti-hystériques, emménagogues avaient été employés, de même que la thérapeutique utérine locale (cathétérisme, dilatation, scarifications, etc.).

La malade vint à la clinique, où nous pûmes assister à une véritable crise d'hystérie au moment de l'époque, avec attaques à grands mouvements désordonnés des membres et du tronc suivies de résolution. Elle fut soumise encore pendant six mois à un traitement anti-nerveux, qui resta absolument impuissant. Elle supplia alors qu'on la délivrât de ses souffrances qui s'étaient étonnamment accrues les derniers temps, au point qu'elle était prête à tout.

La castration fut alors pratiquée. Les ovaires étaient kystiques et adhérents.

Cinq mois se sont écoulés depuis l'opération et les attaques épileptiformes ne se sont pas reproduites.

Observation IV

Dysménorrhée. Hystéro-épilepsie menstruelle. Opération de Battey. Guérison.
Par Carstens, de Détroit (Dans thèse Magnin).

Dame X..., 24 ans, réglée pour la première fois à 18 ans. A 19 ans, dysménorrhée qui ne fit qu'augmenter les 3 années suivantes. A ce moment survinrent des pertes de connaissance avec attaques de plus en plus sévères, qui dégénérèrent en véritable hystéro-épilepsie menstruelle.

A l'examen, rétroversion d'utérus avec endométrite et ovaralgie gauche. L'utérus fut dilaté, cautérisé, réduit en bonne attitude sans avantage. A l'intérieur, le bromure, le zinc, l'arsenic, la valériane n'enrayèrent en rien les attaques, qui revinrent de plus en plus fortes tous les jours, plus inquiétantes au moment des règles.

L'opération de Battey fut offerte et acceptée avec empressement, tout étant préférable à la misérable vie d'infirme que menait la malade Les deux ovaires furent enlevés avec les trompes.

La malade, qui a été suivie pendant plus d'une année, n'a jamais présenté de nouvelles crises hystéro-épileptiques.

Observation V

(H. Sims, Amer. Journ. of Obst., 1893)

Mme A..., 30 ans, mariée depuis 4 ans. N'a jamais été enceinte. Réglée à 17 ans, elle ne l'a jamais été régulièrement, l'intervalle entre chaque menstruation variant de trois à huit semaines. Règles peu abondantes, en caillots, durant deux jours et accompagnées de douleurs extrêmement vives, qui augmentent à chaque retour des règles. A 27 ans, un an après le mariage, première crise de nerfs, immédiatement après une époque menstruelle.

Pendant plusieurs mois, les crises reparurent à chaque menstruation, et tourmentèrent la malade au point qu'elle arriva à avoir deux ou trois attaques par semaine. Le traitement local, ainsi qu'un traitement général par l'électricité et l'administration de nombreux remèdes ne provoquèrent aucun soulagement. Les inhalations de nitrite d'amyle seules arrivaient à diminuer la durée des attaques. Désespérée de n'obtenir aucune amélioration, elle vint me consulter. En l'examinant, je trouvai l'utérus fortement en antéflexion, l'orifice externe petit, le col long, conique, dirigé dans l'axe du vagin. Je fis une section antéro-postérieure du col (opération de Sims) avec dilatation. L'utérus fut redressé complètement, un drainage efficace fut obtenu à l'aide d'une mince tige de caoutchouc durci qui eut pour résultat non seulement de maintenir l'utérus dans une position plus droite, mais encore, en favorisant un drainage efficace de la cavité utérine, de diminuer graduellement la congestion et l'hypertrophie de l'utérus. Les premières règles qui suivirent l'opération ne furent pas douloureuses, les attaques hystéro-épileptiques disparurent, et sa santé générale continua à être excellente sous tous les rapports.

Depuis, elle eut une seule attaque, il y a deux ans, un de ses parents étant mort subitement pendant un dîner d'une maladie de cœur. L'émotion détermina une attaque, qui ne dura d'ailleurs que quelques instants.

Observation VI

(Sims, Amer. Journ. of Obst., 1893)

Jeune fille de 16 ans, très frêle et de tempérament délicat, anémique à un haut degré, et très nerveuse. Sa première menstruation s'accompagna de douleurs très vives et d'une attaque de nerfs assez sérieuse. Ces attaques se répétèrent le mois suivant, et ensuite chaque mois pendant deux ans. Puis elles devinrent de plus en plus fréquentes, à tel point qu'elle en eut jusqu'à cinq ou six par jour, durant environ de dix minutes à une demi-heure. A l'examen, le col de l'utérus était gros, congestionné et très sensible au toucher. La pression sur le fond de l'utérus, en arrière de la vessie, provoquait facilement l'apparition d'une attaque. La malade fut soumise au même traitement que la précédente, avec des résultats également bons. Elle eut une légère attaque le lendemain de l'opération, et ce fut la seule qu'elle ait eue depuis.

Observation VII

(Sims, Amer. Journ. of Obst., 1893)

X..., 28 ans, mariée, n'a jamais eu d'enfants. Les règles furent très irrégulières les deux premières années, survenant à des époques très variables et durant seulement un jour ou deux. Puis elles s'établirent régulièrement, mais depuis neuf mois chaque période menstruelle était accompagnée de crises de nerfs assez graves, de caractère hystéro-épileptiforme. Les attaques survenaient deux ou trois fois par jour, et la malade perdait connaissance pendant quinze ou vingt minutes chaque fois. A l'examen, utérus peu augmenté de volume, en bonne position et légèrement sensible. Ovaires et trompes hypertrophiés. La laparatomie fut pratiquée ; les ovaires, qui étaient kystiques et adhérents, furent enlevés tous les deux, ainsi que les trompes, qui présentaient des signes très nets de salpingite ancienne. La malade se rétablit parfaitement, elle fut revue deux ans après l'opération, puis sept ans après. Elle jouissait d'une santé parfaite, et n'avait jamais eu de nouvelle crise depuis l'opération.

Observation VIII

(Sims, Amer. Journ. of Obst., 1893)

X..., 26 ans, non mariée, tempérament très nerveux. Réglée à 13 ans, l'a toujours été irrégulièrement. A chaque menstruation, attaques épileptoïdes avec vives douleurs dans la fosse iliaque gauche, précédant chaque fois de deux jours la période menstruelle, et nécessitant des injections de morphine. Les crises devinrent de plus en plus fréquentes et plus graves, revenant presque chaque jour, et accompagnées de perte de connaissance durant quelquefois une heure, et se terminant dans un état de mélancolie extrême avec tendance au suicide. A l'examen, utérus augmenté de volume, ovaire gauche de la grosseur d'un citron, kystique et adhérent, situé directement derrière l'utérus, dans le cul-de-sac de Douglas. Cet état paraissant être la cause des accidents épileptiformes, Sims fit la laparatomie. Comme le faisait prévoir le diagnostic, la trompe et l'ovaire gauche furent trouvés malades et adhérents, et furent enlevés. L'ovaire droit et la trompe étant absolument sains furent laissés. La convalescence fut assez longue, néanmoins la malade s'améliora assez rapidement, et elle est maintenant parfaitement guérie.

Observation IX

(Sims, Amer. Journ. of Obst., 1893)

Mme K..., bien portante jusqu'à l'âge de 18 ans, robuste et n'ayant jamais été malade. Mariée à cet âge, elle devient enceinte, et au bout de six mois de grossesse a une violente attaque de nerfs qui dure une heure avec de courts intervalles de lucidité.

Elle se plaint de violentes douleurs dans la fosse iliaque droite. L'examen révèle un ovaire droit très gros, fortement enclavé entre le corps de l'utérus et la paroi abdominale, et impossible à déplacer. Les crises se reproduisirent presque chaque jour et devinrent si fortes qu'on fut obligé d'employer des inhalations de nitrite d'amyle et de surveiller la malade pour l'empêcher de se faire du mal. L'accouchement se fit à 8 mois 1/2, et les attaques hystéro-épileptiques, loin de disparaître, comme je l'espérais, continuèrent avec plus d'intensité si possible, qu'auparavant.

J'essayai tous les remèdes connus, internes et locaux, j'employai l'électricité, cautérisai le col avec de l'acide nitrique. Les attaques persistant, je proposai l'ablation des annexes malades, ayant échoué avec tous les autres traitements. L'opération fut faite cinq jours après, les deux trompes et les ovaires qui étaient malades furent enlevés.

La malade eut une attaque environ deux heures avant l'opération, et ce fut la dernière qu'elle ait jamais eue. Deux jours après l'opération, son intelligence devint parfaitement claire pour la première fois depuis de nombreuses semaines. La convalescence se fit normalement, et elle est maintenant dans un état physique et moral excellent.

Observation X

(Sims, Amer. Journ. of obst., 1893)

Mlle B..., 20 ans, célibataire. Réglée à 11 ans 1/2, elle eut à chaque menstruation des crises nerveuses jusqu'à l'âge de 18 ans. Sous l'influence d'un traitement, les convulsions cessèrent pendant quelque temps, excepté pendant la période menstruelle. Cette disparition des attaques dura un an et plus quand elles se reproduisirent avec plus de fréquence et de gravité,quelquefois jusqu'à dix ou douze dans la même journée. L'aura partait de l'utérus, s'irradiait aux deux ovaires où elle s'arrêtait souvent, mais remontait quelquefois jusqu'à l'épigastre et déterminait alors une attaque d'hystéro-épilepsie. Les menstruations étaient irrégulières, courtes et douloureuses. Plusieurs traitements furent essayés par divers médecins, aucun ne la soulagea. En l'examinant, je trouvai les deux trompes et les deux ovaires déplacés, augmentés de volume, adhérents et très sensibles au toucher. Je pensai que tous ces troubles étaient réflexes, et décidai une laparatomie, qui fut acceptée avec empressement par la famille. L'opération fut pratiquée et je trouvai des adhérences très fortes et difficiles à rompre. La malade se remit bien de l'opération, elle put boire et manger, alors que depuis trois mois elle ne pouvait supporter aucun aliment ni solide ni liquide. Aujourd'hui elle est complètement rétablie et se porte aussi bien que possible.

Observation XI

(Sims, Amer. Journ. of Obst., 1893)

Mme F..., 27 ans, mariée depuis cinq ans, pas d'enfants, a toujours été délicate, de tempérament très nerveux. Réglée à 17 ans, ses règles ont toujours été irrégulières et douloureuses. A 21 ans, survient une première attaque de nerfs qui correspond avec la menstruation. Les attaques se renouvellent, augmentant graduellement de gravité et de fréquence, et s'accompagnant de douleurs vives dans les deux régions ovariennes. A 26 ans, ces attaques devinrent si fréquentes et si douloureuses que son médecin fut obligé de lui faire des injections de morphine. Je vis la malade il y a un an, elle prenait à ce moment plusieurs injections de morphine par jour. Je l'examinai et trouvai les trompes et les ovaires très augmentés de volume et adhérents, très sensibles à la pression. Je l'opérai il y a onze mois et enlevai les deux annexes. Je supprimai en même temps la morphine. Elle eut deux ou trois courtes attaques après l'opération, mais ce furent les dernières. J'eus de ses nouvelles il y a une semaine, elle continue à aller de mieux en mieux, ses attaques n'ont pas reparu et sa santé générale est excellente.

DISCUSSION

Il résulte donc de l'examen de ces faits que l'intervention chirurgicale peut être un auxiliaire très utile dans le traitement des manifestations hystériques, et qu'on peut lui attribuer un certain nombre de succès.

Ces succès sont-ils suffisants pour permettre de conclure que, dans ces cas, l'opération est rationnelle ? C'est ce que contestent les adversaires de l'intervention, qui regardent ce procédé thérapeutique comme tout au moins inutile, quelquefois même nuisible.

Pour qu'une opération soit rationnelle, il faut qu'elle soit appuyée sur un diagnostic précis établissant l'action de la lésion sur les accidents auxquels elle veut remédier, et sur un pronostic tiré de la gravité de ces accidents et de la gravité de l'intervention elle-même. Il ne suffit pas qu'elle soit utile, il faut encore qu'elle soit nécessaire. C'est donc en se basant sur ces deux éléments, diagnostic et pronostic, que les adversaires de l'intervention lui ont opposé un certain nombre d'objections que nous allons maintenant examiner.

Quelques-uns ont prétendu que l'opération n'était pas logique, car elle reposait sur des données fausses, aucun lien de relation n'existant entre les lésions génitales et les accidents convulsifs auxquels on a l'espoir de mettre un terme. Nous avons vu dans un chapitre précédent combien une négation aussi radicale était erronée ; nous pensons donc pouvoir n'accorder à cette objection aucune importance.

D'autres, tout en reconnaissant les relations évidentes entre l'affection génitale et les manifestations hystériques, les interprètent de la façon suivante :

Les maladies de l'utérus et des ovaires n'agissent que sur des malades déjà hystériques, constituant chez eux de véritables points hystérogènes, n'ayant, par conséquent, qu'un rôle tout à fait secondaire dans la production de troubles qui sont capables d'apparaître en dehors d'elles et de persister après elles.

Et pour expliquer les succès indiscutables qui semblent cependant prouver que ces troubles étaient bien sous la dépendance d'affections locales, puisqu'ils ont disparu en même temps qu'elles, ils font intervenir la suggestion.

L'opération agirait, dans ces cas, non en supprimant des organes qui ne peuvent pas être la cause du mal, mais par simple suggestion, en provoquant chez le malade une émotion vive.

Guinon, à propos de ces cas de guérison, s'exprime ainsi : « Qu'il y ait des cas de guérison complète et vraie de l'hystérie à la suite de l'ablation des ovaires, je ne le nie pas. Mais je crois que, dans ces faits, ce n'est pas tant l'extraction des glandes qui guérit l'hystérie que l'opération elle-même, le shock traumatique, l'émotion, l'attente de l'intervention chirurgicale et le désir de guérir à l'aide d'une tentative désespérée. Le shock, l'émotion, peuvent, on le sait, amener la disparition de certaines manifestations hystériques. » Et pour montrer le bien fondé de cette objection, on apporte à l'appui des faits signalés par certains auteurs où l'action de la suggestion ne saurait être mise en doute. Dawson (Société obstétric.

de New-York, 1883) rapporte le cas concernant une
jeune femme dysménorrhéique à qui l'on avait fait antérieurement l'ablation des deux ovaires. Comme les douleurs reparaissaient aussi vives, Dawson crut que l'opération avait été incomplète et qu'il restait encore de
l'ovaire à enlever. Il incisa, chercha, ne trouva rien,
referma le ventre, et la malade fut définitivement guérie.

Dans ce même ordre d'idées, l'opération d'Israël
(James Israël, *Berliner Klinische Wochenschrift*, 1880)
domine toutes les autres. Il s'agissait d'une jeune fille
hystéro-épileptique et ovaralgique pour qui les médecins
consultés décidaient que la castration était nécessaire.
On endormit la patiente et on incisa la ligne blanche
exclusivement jusqu'au péritoine. Cela fait et sans plus,
on coutura la plaie, puis on appliqua le pansement. La
malade eut, dans les jours qui suivirent, tous les signes
d'une violente péritonite, puis guérit et ne se ressentit
jamais de sa névralgie ovarienne ni de ses attaques
convulsives.

Sans doute, nous ne contestons pas la valeur de ces
faits, et nous savons le rôle considérable que joue la
suggestion dans la thérapeutique de l'hystérie. Mais de
ce que ce mode de traitement possède à son actif de nombreux succès, nous ne devons pas oublier que les insuccès
qui lui sont dus sont également fréquents, et lui attribuer,
par conséquent, des guérisons qui paraissent plutôt dues
à une intervention absolument rationnelle. Nous sommes
d'autant moins disposé à admettre l'influence de la suggestion dans les cas où le chirurgien intervient que, précisément dans ces cas, la malade a été le plus souvent
soumise antérieurement à divers traitements appropriés,
entre autres à la suggestion, qui n'ont produit chez elle
aucun soulagement. Nous pensons donc qu'il est beau-

coup plus simple et plus logique d'admettre que l'opération agit en supprimant des organes malades et nuisibles, véritable épine qui constitue un foyer d'irritation, qui est sans contredit le point de départ des accidents.

On pourrait également nier l'action des lésions génitales sur les accidents hystériques, en faisant remarquer que ceux-ci se reproduisent souvent dans les jours mêmes qui suivent l'opération, alors qu'ils devraient, semble-t-il, disparaître immédiatement et en même temps que la cause qui les a provoqués. A cette objection, nous répondrons que même dans les interventions qui sont suivies du meilleur effet thérapeutique, l'heureux succès n'est généralement pas obtenu dès les premiers jours. Il faut, dit Tissier, que le système nerveux, habituellement impressionné d'une certaine manière par les excitations parties d'une région périphérique, ait en quelque sorte le temps de se remettre et de dissiper l'influence ancienne. Lee (Soc. obst. N. York, 1883) a beaucoup insisté sur ce retard de la guérison, et déclare que bien des malades, considérées comme traitées sans avantage, ont guéri quelques mois plus tard.

On peut objecter qu'un pareil raisonnement est par trop commode, et permet de rapporter à un traitement bien antérieur la guérison se produisant sous n'importe quelle autre influence. On pourrait aller plus loin encore, et dire que cette guérison si proche et toute indépendante de l'opération en est la condamnation même. Mais il faut se rappeler que le même mécanisme curateur à lointain effet est invoqué dans le traitement des névralgies par section nerveuse ou par élongation et qu'on ne l'a guère contesté dans ces cas. Il est admissible qu'il en soit de même dans les castrations.

Un autre grief formulé contre l'intervention dans les

3

manifestations hystériques est la bénignité relative de ces
accidents comparativement à la gravité de l'opération. Cette
objection, qui pourrait en effet s'appliquer à certains cas,
ne saurait l'être à la méthode en général. Dans quelques
cas, particulièrement lorsque des lésions légères de l'utérus seront seules en cause, la guérison pourra être
obtenue au prix d'une opération absolument bénigne.
Dans d'autres au contraire, lorsqu'on aura affaire à
des lésions annexielles, l'intervention sera beaucoup plus
sérieuse, car elle entraînera la castration, opération grave
dans ses résultats éloignés, sinon dans ses résultats
immédiats. Elle doit donc reposer avant tout sur une
question de pronostic, et tandis que dans le premier cas
par exemple on ne devra pas hésiter à instituer un traitement approprié, dans le second, au contraire, on devra
tenir grand compte de la gravité des accidents. Or il faut
bien savoir que si ces derniers n'entraînent en effet jamais,
si graves qu'ils soient, la mort des malades, cette bénignité relative ne doit pas être une contre-indication absolue à l'opération. Il n'est pas absolument nécessaire que
la vie soit en danger, il suffit souvent qu'elle soit devenue
insupportable pour justifier une intervention qui, pratiquée par un chirurgien expérimenté, doit actuellement,
grâce aux procédés antiseptiques, aboutir le plus souvent
à la guérison.

Enfin, le plus grand reproche que l'on ait adressé au
traitement chirurgical, c'est qu'il ne supprime pas l'hystérie. Beaucoup d'opérés sans doute ont vu à la suite de ce
traitement disparaître leurs accidents, mais ce ne sont là
que des guérisons apparentes, l'hystérie n'en persiste pas
moins chez eux, prête à se manifester à la moindre occasion. On a prétendu réfuter cette objection en créant à
côté de l'hystérie vraie, essentielle, une hystérie d'origine

génitale. Il y aurait plusieurs sortes d'hystérie, comme il y a diverses sortes d'épilepsie, les unes primitivement centrales, les autres d'origine périphérique. Entre autres modalités hystériques, il y aurait très nettement la variété génitale ou ovarienne, dont les caractères ont été exposés par Péan dans ses leçons à l'hôpital Saint-Louis.

«...Il y a, dit-il, deux variétés bien nettes d'hystérie, variétés différentes par leur symptomatologie, différentes surtout par leur cause et leur mode de début.

» La première, essentiellement nerveuse, reconnaît pour cause une disposition anatomique spéciale ou une perturbation fonctionnelle du système cérébro-spinal. Quant à la seconde, elle est sous la dépendance d'une affection de l'appareil génital, de telle sorte qu'il suffit d'en faire à temps disparaître la cause pour en obtenir la guérison. Cette variété n'avait pas échappé aux anciens observateurs... Mais elle est beaucoup moins connue des médecins que la précédente, avec laquelle d'ailleurs on la confond presque toujours. Celle-ci, en effet, ne regarde que le médecin et ne doit nous occuper qu'au point de vue du diagnostic différentiel, tandis que la seconde est surtout chirurgicale....

. . . . , ...

Et d'abord, l'hystérie génitale n'offre généralement rien dans les antécédents de la malade qui puisse vous éclairer : il n'y a pas d'hérédité, tandis que la névrose de l'hystérique cérébro-spinale reconnaît presque toujours pour cause un vice héréditaire que les patientes elles-mêmes s'empressent de confesser et sur la nature duquel on ne peut garder de doute. De plus, tandis que celle-ci occasionne depuis l'enfance des désordres moins développés sans doute qu'après la première menstruation, mais déjà évidents, et se traduisant par des mouvements cloniques,

une irrégularité très grande du caractère, des goûts bizar-
res, une coquetterie exagérée ; chez l'hystérique ovarienne,
au contraire, les troubles nerveux apparaissent pour la
première fois avec l'hystérie locale. Il n'y a rien d'ex-
traordinaire dans le premier âge, la menstruation, le
mariage, la grossesse ont souvent été faciles, et c'est après
un temps plus ou moins prolongé de cette existence nor-
male que les désordres sont apparus. Je ne saurais trop
insister sur ce point. Tout au moins, la femme était généralement, l'année précédente, dans un état de santé très
satisfaisant, et rien ne faisait présager la moindre tendance
à un état nouveau. Puis, à la suite d'une couche, ou sous
l'influence de toute autre fatigue génitale, des désordres
sont apparus de ce côté : douleurs lombaires, vomissements, pesanteur hypogastrique, pertes blanches, dysménorrhée, etc... Souvent la malade raconte elle-même
qu'un jour ayant ses règles, elle a commis quelque im-
prudence et que c'est depuis ce moment que sa santé est
mauvaise. En un mot, l'affection a nettement débuté par
un désordre génital, qui, dans le principe, constituait
l'unique symptôme de l'affection, s'exagérant au moment
des règles, mais ne s'accompagnant jamais de cette tendance à l'érotisme que l'on observe chez les hystériques à
forme cérébro-spinale. C'est alors seulement qu'ont ap-
paru les névralgies. Le plus souvent, celles-ci étaient loca-
lisées aux ovaires et s'irradiaient dans le ventre et dans les
aines, puis elles retentissaient sur le trijumeau, les nerfs
intercostaux et les branches du plexus lombaire. Plus
tard, les douleurs s'exacerbaient surtout au moment des
règles. Elles avaient leur point de départ et leur maximum
d'intensité au niveau de l'ovaire, puis elles s'accompa-
gnaient de syncopes, de pertes de connaissance et bientôt
de véritables attaques d'hystérie. Enfin, tandis que chez

les névropathes on observe, à partir d'un certain âge, une tendance à l'état stationnaire ou plutôt une certaine amélioration, le contraire a lieu chez les hystériques ovariennes. Les premières restent grasses et florissantes, les secondes maigrissent de jour en jour, s'affaiblissent à vue d'œil et laissent concevoir des inquiétudes sérieuses pour l'avenir... »

Si cette description était la reproduction exacte de la réalité, l'objection ci-dessus n'aurait plus sa raison d'être, les difficultés seraient facilement tranchées, le chirurgien ayant un champ d'action bien limité, en dehors duquel il n'aurait jamais à intervenir. Malheureusement, on est obligé de reconnaître qu'elle n'est pas absolument exacte, et Tissier lui-même, qui admet la variété ovarienne ou génitale de l'hystérie, avoue que la difficulté est l'impossibilité presque absolue de distinguer l'hystérie génitale, tant elle ressemble à l'hystérie essentielle. Nous croyons, en effet, qu'il n'existe pas deux variétés d'hystérie, mais que dans tous les cas on a affaire à la névrose qui se révèle sous l'influence d'agents provocateurs différents. Certains faits démontrent nettement ce que nous avançons. Nous avons eu dernièrement l'occasion d'observer une femme que M. le professeur Tédenat nous a présentée, qu'il avait opérée autrefois pour des lésions annexielles survenues à la suite d'un accouchement, et ayant provoqué chez elle l'apparition de crises nerveuses violentes et fréquentes. La malade se rétablit complètement, ses accidents nerveux disparurent entièrement, et depuis son opération elle eut seulement une crise provoquée par une violente émotion. Ce fait nous semble montrer qu'il s'agissait bien, dans ce cas, de la névrose : celle-ci s'était révélée d'abord par des convulsions sous l'influence des lésions génitales dont on ne saurait nier l'action, puisque les accidents très fréquents avant l'opération ont disparu complètement après elle. Elle s'est manifestée de nouveau par les mêmes accidents, mais cette fois sous l'influence d'une cause différente. Nous pensons qu'il en est ainsi dans la plupart des cas, et que la distinction entre l'hystérie vraie et l'hystérie génitale n'existe pas. Cette notion a une importance considérable au point de vue de l'influence du traitement. S'il existait en effet une hystérie génitale, si l'hystérie était en somme fonction de la lésion, la disparition de celle-ci devrait entraîner définitivement la disparition de celle-là. *Sublata causa, tollitur effectus.* Si au contraire, au lieu de créer l'hystérie de toutes pièces, la lésion génitale ne fait que la provoquer, en agissant sur un terrain prédisposé, pour déterminer des manifestations qui n'attendaient pour se montrer que l'occasion favorable, on comprend que l'action de l'intervention sera beaucoup plus limitée. Elle pourra amener la cessation de ces manifestations, elle pourra, comme le dit Terrier, empêcher à la névrose de montrer les dents, mais elle ne pourra la supprimer. En un mot, la malade restera hystérique.

C'est donc à juste raison qu'on refuse à l'intervention chirurgicale le pouvoir de guérir la névrose. Mais est-ce une raison pour la rejeter dans tous les cas ? Nous ne le pensons pas, car nous avons vu que si l'on ne pouvait agir sur la névrose elle-même, il n'en était pas de même de ses manifestations qu'on pouvait souvent faire disparaître. Sans doute, dans ces cas, nous faisons un traitement purement symptomatique, rien de plus ; reste à savoir s'il peut à lui seul justifier l'opération. Et d'abord cette conduite est-elle donc si exceptionnelle pour qu'on la repousse complètement ? Ne sommes-nous pas fréquemment obligés de nous attaquer exclusivement aux symptômes, dans l'impossibilité où nous nous trouvons de pouvoir nous adresser à la cause même du mal ? On pourra prétendre que ce traitement est anticlinique, tant qu'on voudra, nous répondrons que les symptômes sont quelquefois assez gênants par eux-mêmes pour nécessiter l'emploi d'un moyen thérapeutique qui les supprime. Ce qui détermine toujours l'hystérique à réclamer une intervention, ce sont ces crises nerveuses, ces convulsions qui lui rendent la vie insupportable et qui en font une source de chagrins et de soucis pour ceux qui l'entourent ; ce sont ces paralysies d'autant plus pénibles qu'elles persistent tant que leur cause provocatrice est capable d'agir.

Il n'est donc pas indifférent qu'on puisse par un traitement approprié la débarrasser de ces accidents, et qu'importe après tout que la malade reste quand même hystérique, si la névrose n'existe plus qu'à l'état latent ? Or, de nombreux succès opératoires permettent d'affirmer que ce résultat peut être obtenu, et la disparition des accidents être définitive. On peut, d'ailleurs, s'expliquer ces résultats par la connaissance de la pathogénie de l'hystérie. Nous savons, en effet, que pour se développer, elle exige le concours de deux éléments : des causes prédisposantes, c'est-à-dire un terrain spécial, généralement préparé par l'hérédité ou les diathèses, sans lesquelles l'affection ne pourrait exister, et des causes déterminantes qui provoquent l'éclosion de cette affection. Ces causes déterminantes sont multiples, mais aucune d'elles n'a une valeur étiologique constante et intrinsèque, et il ne suffit pas que l'une quelconque de ces causes apparaisse chez un sujet, même prédisposé, pour que la névrose se déclare inévitablement. Tel candidat à l'hystérie restera réfractaire à une cause qui chez un autre déterminera immédiatement l'apparition des accidents. Ces faits ont été particulièrement bien étudiés par Guinon dans sa thèse sur les agents provocateurs de l'hystérie, dans laquelle il apporte plusieurs observations à l'appui de cette opinion. C'est ainsi qu'il cite, entre autres, le cas d'un alcoolique non douteux, ayant subi une intoxication longue, intense, qui l'avait cependant laissé indemne de toute manifestation névropathique, jusqu'au jour où un traumatisme est venu provoquer des accidents graves. Et pourtant on ne saurait nier l'influence de l'alcoolisme comme puissant agent provocateur de l'hystérie. Il en est de même des saturnins. Tandis que chez les uns l'intoxication suffit à provoquer des accidents nerveux, elle est impuissante au contraire chez d'autres, qui, cependant, ne sont pas réfractaires à la névrose, puisque celle-ci peut apparaître chez eux à l'occasion d'une autre cause.

Et Guinon tire de tous ces faits la conclusion suivante: « Chaque individu présente une résistance toute personnelle à tel ou tel des agents provocateurs de l'hystérie. On ne doit pas incriminer ici le degré de la prédisposition. Ce n'est pas parce qu'un sujet est plus ou moins prédisposé qu'il faut chez lui un plus ou moins grand nombre d'agents provocateurs pour développer l'hystérie. Lorsque celle-ci se manifeste au premier assaut, cela ne veut pas dire que le malade était plus prédisposé qu'un autre, mais tout simplement qu'il est par hasard tombé précisément sur celui des agents provocateurs contre lequel il présentait le moins de résistance. D'emblée il a été mis en état de manifester sa prédisposition. Au contraire, si par hasard aussi, il avait été dès l'abord assailli par une cause contre laquelle il se trouvait bien armé, il eût résisté victorieusement à cet assaut, pour succomber peut-être à un autre, sa force de résistance se trouvant, sans doute, diminuée par le premier combat qui l'aurait, probablement ainsi rapproché de l'hystérie dans laquelle le second l'aurait fait entrer ».

Chaque individu présente donc une prédisposition spéciale qui, pour se manifester, exigera l'existence d'une cause favorable, toute autre cause restant sans effet. Il semble donc que la suppression de cette cause pourra amener la disparition de ses effets, et placera la malade dans le même état qu'auparavant, c'est-à-dire en état de prédisposition, rien de plus. Et en admettant même que sa résistance ait été diminuée par ce premier assaut, et que la prédisposition soit devenue, par conséquent, plus grande, nous n'en pensons pas moins que l'intervention pourra être très utile, car il faudra, pour que le retour des accidents se produise, qu'il survienne une nouvelle cause favorable à leur production, comme le cas s'est produit dans notre observation.

Or, parmi les agents provocateurs de l'hystérie, s'il en est quelques-uns contre lesquels il soit difficile de se garantir, il en est d'autres, au contraire, contre lesquels un traitement prophylactique bien suivi permettra de lutter victorieusement.

L'opération devra donc être complétée plus tard par ce traitement prophylactique si l'on veut en obtenir des résultats heureux et durables, en plaçant le malade dans les meilleures conditions pour rester à l'abri de nouveaux accidents.

INDICATIONS DE L'INTERVENTION

Que devons-nous retenir de toutes ces objections ? Nous venons de voir comment nous pouvions les interpréter, et de cette interprétation nous ne pensons pas devoir conclure à la condamnation d'une méthode thérapeutique qui a donné de nombreux succès. Cependant nous accordons à ces objections toute la valeur qu'elles méritent et qu'il serait téméraire de vouloir méconnaître. Elles prouvent surtout que l'intervention chirurgicale opposée à certains troubles hystériques, ne saurait être appliquée à la légère, mais qu'elle exige la présence d'indications et de conditions que nous allons maintenant étudier.

Les indications doivent être basées sur un diagnostic exact de l'influence de la lésion sur les troubles qu'on prétend supprimer, et sur le pronostic de ces accidents et de l'intervention qu'on va leur opposer.

Les chirurgiens qui se sont occupés de cette question ont particulièrement bien exposé ces indications. Nous allons citer les opinions de quelques-uns d'entre eux qui résument toutes les autres.

Pour Terrier, la castration sera indiquée dans les cas où il existe au moment des menstrues, avant leur apparition ou immédiatement après qu'elles ont cessé, des phénomènes douloureux intenses, dont le point de départ est

incontestablement situé dans l'un des deux ovaires ou
dans les deux simultanément, et qui provoquent la manifestation d'accidents nerveux, qu'ils constituent des accès
hystériques, ou des attaques hystéro-épileptiques.

Il insiste particulièrement sur l'élément douleur, qui est
l'agent provocateur des désordres que l'ablation des ovaires ne peut guérir, mais qui, après leur extirpation, restent à l'état latent. Une hystérique ou une nerveuse, dit-il,
reste, après l'oophorectomie hystérique ou nerveuse, mais
sa névrose est réduite à son minimum d'intensité et ne
trouve pour ainsi dire point d'excuse pour montrer les
dents. Comme l'a dit Terrier à la Société de Chirurgie :
lorsqu'une malade atteinte d'hystérie souffre d'un mal de
dents et que ses accidents ne se manifestent ouvertement
qu'au moment de l'odontalgie, personne n'hésiterait à
détruire le foyer d'irritation qui est sans contredit le point
de départ des accidents. Terrier insiste sur le fait qu'il
est toujours difficile et souvent impossible de déterminer
l'état anatomique des ovaires et de leurs annexes. L'indication opératoire repose dans l'ensemble des faits clini-
ques et non sur l'existence des lésions pathologiques que
l'on découvre quelquefois avec peine après l'ouverture du
ventre, sous le champ du microscope.

Sp. Wells admet la castration lorsque les ovaires sont
manifestement le point de départ des accidents hystériques, coïncidant avec l'activité périodique ou avec des
lésions de ces organes, et restés rebelles aux essais thérapeutiques les mieux dirigés. Dans ces cas l'opération a
maintes fois amené la disparition permanente des troubles
du système nerveux.

Hégar trouve que l'indication de l'opération est formelle
lorsque les troubles du système nerveux sont provoqués ou
maintenus par l'altération pathologique des organes géni-

taux. Lorsque les organes sont sains, que les ovaires et
l'utérus ne présentent rien d'anormal, la castration ne
doit être décidée que lorsque la névrose paraît absolument
sous la dépendance de la menstruation, et que ses manifestations se produisent seulement au moment des règles.
Elle ne sera même faite que lorsque tous les autres moyens
thérapeutiques seront restés sans résultat, qu'il y aura
danger de mort ou que la vie sera devenue insupportable.

Il la repousse au contraire lorsque les phénomènes nerveux ne coïncident pas avec l'existence de lésions anato-
miques des organes génitaux et ne se rattachent en aucune
manière à la fonction sexuelle.

Il conseille de rechercher avec soin la cause spéciale
des premiers accidents et leur localisation, car il s'y
adjoint rapidement un cortège d'influences sympathiques
et réflexes qui masquent l'origine exacte du mal. Il faut
déterminer avec soin si l'affection génitale est le seul ou
le plus important facteur étiologique de la névrose ou s'il
n'y a pas d'autres causes d'une importance majeure. « Les
résultats satisfaisants, dit-il, ne manqueront point si l'on
s'en tient aux principes que je viens de poser dans cet essai.
Je ne dis pas que je n'aie eu nombre d'insuccès, surtout
lors de mes premières castrations ; mais j'ai obtenu aussi
des résultats plus brillants que ne peut fournir aucune
autre opération. »

Telle est également l'opinion de Pozzi. « Il ne me paraît
pas douteux, dit-il, que l'ablation d'ovaires sains ait pu
modifier l'état du système nerveux de manière à amener
la disparition de réflexes graves contemporains de la fonction menstruelle. Par suite, la grande préoccupation de
l'opérateur ne doit pas tant être de savoir si l'ovaire qu'il
va enlever présente une lésion anatomique, que de s'as-
surer qu'il est le point de départ physiologique des

accidents : l'examen des signes rationnels prime ici l'examen physique ». Pozzi admet donc l'intervention comme utile dans certains cas où les accidents nerveux sont intimement liés non seulement à des lésions des ovaires, mais encore à de simples troubles dans les fonctions de ces organes. Mais, tout en reconnaissant son utilité, il la repousse absolument dans les cas où les indications ne paraîtraient nettement fondées. « Il faut avouer, dit-il, qu'il est excessivement difficile de se prononcer, et à moins d'une conviction bien arrêtée, un chirurgien consciencieux reculera toujours devant une opération qui, lorsqu'elle est inutile, constitue une véritable mutilation, bien plus grave au point de vue social que l'amputation d'un membre ».

Il résulte donc qu'il est absolument nécessaire, pour que l'opération soit justifiée, que les accidents hystériques soient manifestement sous la dépendance des fonctions ou des lésions de l'appareil génital. On devra donc étudier avec beaucoup de soin ces rapports, et bien savoir que tous les troubles qu'on voit éclater chez une malade, au moment de ses règles par exemple, ne sont pas nécessairement sous la dépendance étroite de l'ovulation, et de ce que certains accidents reviennent périodiquement en même temps que le flux cataménial, ce n'est pas la preuve que les deux phénomènes sont intimement rattachés l'un à l'autre et que la suppression de l'un doit fatalement entraîner la disparition de l'autre.

L'hystérie et les troubles génitaux peuvent exister simultanément chez la même malade et exercer l'un sur l'autre une action réciproque sans présenter aucun rapport étiologique. C'est pour avoir mal interprété ces rapports, ou avoir négligé de le faire, que certains chirurgiens ont pratiqué des opérations qui devaient fatalement aboutir à des insuccès et par suite entraîner dans le discrédit une méthode dont on a le droit d'attendre des guérisons.

Beaucoup d'insuccès aussi sont dus à ce que les opérateurs ont voulu traiter par la castration des cas d'hystérie vraie, ce Moloch ressuscité, auquel de loin en loin on s'impose d'immoler quelque organe innocent. Une telle opération ne serait justifiée que si la seule cause de l'hystérie résidait dans les organes génitaux. Or, si une pareille théorie a pu être soutenue pendant de nombreux siècles, les travaux de Briquet, qui publia des cas d'hystérie chez l'homme, la ruinèrent définitivement, et il est bien admis aujourd'hui par tout le monde que la névrose peut exister et existe souvent en dehors de toute lésion de l'utérus ou de ses annexes. Vouloir lui opposer la castration comme traitement général est donc absolument irrationnel.

Les indications de l'intervention sont donc bien nettes et indispensables pour la justifier, mais elles ne sont pas absolument suffisantes. Il faut, en outre, qu'il existe certaines conditions, en dehors desquelles le chirurgien devra s'abstenir, et qui ont été bien exposées par la plupart des opérateurs, si elles n'ont pas toujours été exactement observées. Ces conditions sont d'ailleurs les mêmes que celles qui se présentent chaque fois qu'on discute l'opportunité d'une opération quelconque, et sont tirées du pronostic de l'affection et de celui de l'intervention. Il ne faut pas, en effet, que le remède soit pire que le mal. C'est dire que si le traitement chirurgical est bénin, on ne devra pas hésiter à l'appliquer, si au contraire il présente quelque gravité, comme la castration, on ne devra prendre une décision que si les accidents sont assez sérieux pour la justifier, et ont résisté à toutes les tentatives de traitement approprié, pratiquées pendant un temps assez long, « On ne saurait, écrit Tarnier, dans la préface du traité d'Hegar et Kaltenbach, user de trop de prudence et de réserve », et, pour le montrer, il cite l'exemple d'une jeune femme, hystérique et paraplégique, éprouvant de très vives douleurs dans les régions ovariques, et à qui on conseille une opération, divers traitements ayant été précédemment employés inutilement. Tarnier donna un conseil opposé, fit suivre à la malade un traitement hydrothérapique rigoureux et elle guérit parfaitement, avec la satisfaction de posséder ses deux ovaires. Verneuil rapporta un cas analogue à la Société de chirurgie en 1886 :

« Une dame était atteinte d'une hyperesthésie ova-rienne qui l'obligeait à garder le lit constamment ; on sentait un des ovaires dans le cul-de-sac recto-utérin, très douloureux au toucher. C'était là un cas où l'opération de Battey paraissait indiquée; cependant, elle ne fut pas pratiquée, et, après avoir perdu de vue cette malade, j'ai appris que sans opération tous ces phénomènes avaient disparu. »

Sans doute ces cas ne sont pas absolument rares ; mais s'ils prouvent qu'on doit toujours agir avec pru-dence, ils ne doivent pas cependant condamner le chirur-gien à une expectation absolue, et qui pour être trop prolongée, serait nuisible à la malade, en la mettant dans l'impossibilité de retirer des avantages d'un traitement qui, institué à temps, lui offrirait des chances sérieuses de guérison. En signalant les inconvénients d'une interven-tion trop hâtive et décidée absolument à la légère, et ceux d'une intervention trop retardée, nous avons voulu montrer que cette méthode, n'ayant pas d'indications nettement limitées, valait surtout par la façon dont on l'appliquait. Il y a, dans ces cas une question d'appréciation qui explique le plus souvent les succès de certains opérateurs et les insuccès des autres.

En tout cas, on ne saurait trop blâmer la conduite d'opérateurs qui ont enlevé les ovaires à des femmes, le lendemain ou le surlendemain du jour où ils les visitaient pour la première fois. La castration est, en effet, une opération assez sérieuse par ses risques immédiats et ses conséquences éloignées, pour exiger toute l'attention du chirurgien, et n'être pratiquée que dans des cas nettement justiciables de cette entreprise. Il faut, dit Tissier, réprouver les excès d'autant plus vivement qu'il faut craindre davantage le discrédit jeté sur la méthode entière et l'abandon d'une opération essentiellement recommandable et propre à fournir les plus avantageux résultats aux chirurgiens.

L'INTERVENTION CHIRURGICALE
DANS L'HYSTÉRIE EST-ELLE LIMITÉE
A L'APPAREIL UTÉRO-OVARIEN ?

Nous avons limité jusqu'à présent notre étude aux seules affections des organes génitaux de la femme, et nous avons vu que lorsque les premiers accidents hystériques sont manifestement apparus à l'occasion de ces affections, et ont été nettement influencés par elles, le traitement chirurgical de ces lésions pouvait amener la disparition même définitive de ces accidents. Est-ce donc là une particularité spéciale à ces organes, et devons-nous en conclure qu'en dehors de cette sphère génitale, le chirurgien ne pourra utilement étendre son champ d'action contre les manifestations hystériques ? Nous ne le pensons pas, car, étant donné que nous avons admis que l'intervention agissait en supprimant des organes dont les lésions provoquaient des troubles nerveux, nous croyons que tout organe accessible au chirurgien, qui remplira les mêmes conditions, sera, dans certains cas, susceptible des mêmes indications thérapeutiques.

Toutefois, lorsque nous avons entrepris ce travail, il nous eût été difficile d'attribuer à cette conclusion d'autre valeur que celle d'une hypothèse rationnelle, car nous n'avons pas trouvé dans la littérature médicale de faits permettant de la confirmer.

4

On cite bien, il est vrai, des interventions chirurgicales, assez rares d'ailleurs, en dehors de la sphère génitale. Dans un cas cité par Raynaud (*Arch. gén. de méd.*, 1829), on enleva une petite tumeur du sein dont la pression provoquait des attaques hystériques. Chez un malade de Charcot, on extirpa de même un kyste du creux poplité qui jouait le rôle de point hystérogène. Mais, dans ces cas et dans d'autres analogues, on a supprimé des zones hystérogènes, rien de plus ; on a enlevé des lésions qui étaient devenues des localisations hystériques, et non des agents étiologiques de la névrose. On ne saurait donc les assimiler aux cas que nous avons étudiés dans notre travail. Il n'en est pas de même des deux malades que les hasards de la clinique nous ont permis d'observer dernièrement dans le service de M. le professeur Forgue, et qui nous semblent bien démontrer qu'il existe, en dehors des organes génitaux, d'autres agents provocateurs de l'hystérie, contre lesquels le chirurgien pourra avantageusement lutter. M. Forgue devant publier les observations de ces malades, nous espérions pouvoir les rapporter ici en détail ; malheureusement, des circonstances indépendantes de notre volonté nous ont obligé de terminer rapidement notre travail. Nous exposerons donc brièvement ces deux cas d'après des notes que nous avons recueillies dans une leçon faite à ce sujet par M. le professeur Forgue.

La première malade est une femme âgée de 32 ans, ne présentant pas d'antécédents héréditaires ni personnels importants, qui fut prise, il y a quelques mois, d'appendicite accompagnée de crises nerveuses. Ces crises, qui survenaient pour la première fois chez cette malade, se répétèrent fréquemment dans la suite à l'occasion de petites poussées appendiculaires, augmentant de fréquence et d'intensité, et décidèrent la malade à entrer à l'hôpital. L'examen permit de constater chez elle des stigmates d'hystérie, et la provocation de véritables crises par la pression au niveau du point de Mac Burney. Bien que la palpation ne permît pas de constater de lésions évidentes de l'appendice, l'opération fut pratiquée quelques jours plus tard. L'appendice ne présentait que des lésions superficielles, de l'inflammation chronique, expliquant les coliques successives qu'avait éprouvées la malade. Les suites de l'opération furent bonnes, la malade resta à l'hôpital pendant un mois et n'eut pas de nouvelle crise, même par la pression au niveau du point de Mac Burney.

Dans le 2ᵉ cas, il s'agit d'une jeune fille de 25 ans qui présenta, il y a environ trois mois, les symptômes d'une appendicite, en même temps qu'une paralysie de tout le côté droit, qui fut reconnue comme d'origine hystérique, Celle-ci paraissant avoir été provoquée par la lésion appendiculaire, on pensa que l'ablation de l'appendice pouvait amener la disparition de cette paralysie, et l'opération fut pratiquée il y a six semaines. On trouva l'existence d'une appendicite folliculaire avec calcul stercoral. Les suites de l'opération furent bonnes, et la malade guérit et de son appendicite et, ce qui l'intéressait le plus, de sa paralysie, qui disparut dès le lendemain de l'opération. Elle quitta l'hôpital complètement rétablie, marchant facilement et pouvant se servir de son bras droit, ce qu'elle n'avait pu faire depuis l'apparition des premiers accidents appendiculaires. Ces deux cas nous ont paru intéressants tant au point de vue de la nature des accidents, que comme résultat thérapeutique, d'autant plus qu'aucun des éléments qui entrent en jeu ne nous paraît pouvoir prêter sujet à discussion.

Les lésions appendiculaires ne sauraient être contestées,

puisque l'opération a permis de les constater. La nature hystérique des accidents a été également nettement reconnue. Quant à l'action des lésions sur la provocation de la névrose, ce qui nous intéresse le plus, il nous semble difficile de la mettre en doute. Cette action nous paraît suffisamment démontrée par l'évolution des accidents nerveux, leur apparition en même temps que les premiers phénomènes d'appendicite, leur marche parallèle à celle de l'affection, chaque poussée appendiculaire amenant une recrudescence des troubles nerveux, enfin la disparition de ceux-ci après l'ablation de l'appendice malade.

L'appendicite peut donc jouer, de même que les lésions utéro-ovariennes, le rôle d'agent provocateur d'accidents hystériques ; l'intervention chirurgicale, dans un cas comme dans l'autre, est également rationnelle et peut amener la disparition de ces accidents, dont la présence peut constituer dans certains cas une indication importante dans la décision que doit prendre le chirurgien.

CONCLUSIONS

I. Il peut exister entre certaines affections chirurgicales et des manifestations hystériques une relation évidente de cause à effet.

II. La présence de ces accidents nerveux pourra, dans certains cas, constituer un argument secondaire d'intervention, celle-ci pouvant alors, en s'attaquant à la lésion, cause provocatrice des accidents, amener leur disparition.

III. Toutefois, tous les cas ne sont pas également justiciables de l'intervention, qui devra être basée non seulement sur les rapports de l'affection et des troubles nerveux, mais encore sur le pronostic de ces derniers et celui de l'opération.

IV. Le plus souvent, elle ne devra être pratiquée qu'après essai prolongé et reconnu inefficace des autres modes de traitement moins dangereux, susceptibles d'amener la guérison des accidents nerveux.

V. Dans aucun cas, l'intervention chirurgicale ne saurait être regardée comme traitement de la névrose essentielle, indépendante des lésions locales.

INDEX BIBLIOGRAPHIQUE

MAGNIN. — De la castration de la femme comme moyen curatif des troubles nerveux. Thèse de Paris, 1885.

TISSIER. — De la castration de la femme en chirurgie. Thèse de Paris, 1886.

PÉAN. — Leçons de clinique chirurgicale, 1886.

CHIARLEONI. — Hystérie guérie par suggestion d'une castration simulée. (*Gazetta degli ospitali Annal.*, n°8 et 9, 1888)

GUINON. — Des agents provocateurs de l'hystérie. Th. Paris, 1889.

CASTAGNÉ. — De l'ablation des annexes de l'utérus dans l'hystérie. Th. Montpellier, 1891.

GRASSET. — Dictionnaire encyclopédique des sciences médicales. Art. : *Hystérie.*

GRASSET et RAUZIER. — Traité des maladies nerveuses, 1890.

SIMS. — Hystero epilepsy. A report of seven cases cured by chirurgical treatment. (*Am. Journ. of Obst.* 1893).

CLARKE. — The relation of hysteria to structural changes in uterus and its adnexa. (*Am. Journ. of Obst.* 1894).

MALONE. — Report of a case of hyst. epilep. cured by operative interferences. (*Tri state Med. J.*, 1893).

ALLEN. — Hystero and hyst. epilepsy. Their treatment by operative and non operative procedures. (*Toledo med. and sirurg. reporter*, 1895).

TREVES. — Hysteria in its surgical relations. (*Syst. Surg. London*, 1895).

DESCHAMPS. — Nature de l'hystérie. (Arch. gén. de médecine. Paris, 1898).

Moore. — Hysteria from a surgical standpoint. (*Am. M. Ass.* Chicago, 1898).

Walter. — The etiology and cure of hysteria (N. Y. M. J., 1900).

Cuylits. — Pathogénie et traitement chirurgical de l'hystérie. (*Presse Médicale belge*. Bruxelles, 1900).

Lambotte. — Pathogénie et traitement chirurgical de l'hystérie. *Presse Méd belge*: Bruxelles, 1900).

SERMENT

En présence des Maîtres de cette École, de mes chers condis-
ciples, et devant l'effigie d'Hippocrate, je promets et je jure, au
nom de l'Être suprême, d'être fidèle aux lois de l'honneur et de
la probité dans l'exercice de la Médecine. Je donnerai mes soins
gratuits à l'indigent, et n'exigerai jamais un salaire au-dessus
de mon travail. Admis dans l'intérieur des maisons, mes yeux
ne verront pas ce qui s'y passe ; ma langue taira les secrets qui
me seront confiés, et mon état ne servira pas à corrompre les
mœurs ni à favoriser le crime. Respectueux et reconnaissant
envers mes Maîtres, je rendrai à leurs enfants l'instruction que
j'ai reçue de leurs pères.

Que les hommes m'accordent leur estime si je suis fidèle à mes
promesses ! Que je sois couvert d'opprobre et méprisé de mes
confrères si j'y manque !

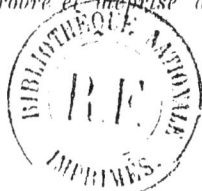

www.ingramcontent.com/pod-product-compliance
Lightning Source LLC
Chambersburg PA
CBHW050532210326
41520CB00012B/2548